BEI GRIN MACHT SICH IHR WISSEN BEZAHLT

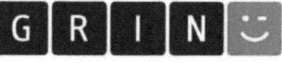

Handlungsfelder der universellen, individuellen und institutionellen Prävention. Patienten- und Gesundheitscoaching

Louisa Papke

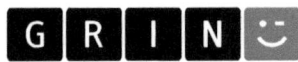

Bibliografische Information der Deutschen Nationalbibliothek:

Die Deutsche Nationalbibliothek verzeichnet diese Publikation in der Deutschen Nationalbibliografie; detaillierte bibliografische Daten sind im Internet über http://dnb.d-nb.de abrufbar.

ISBN: 9783346594884
Dieses Buch ist auch als E-Book erhältlich.

Druck und Bindung: Books on Demand GmbH, Norderstedt Germany
Gedruckt auf säurefreiem Papier aus verantwortungsvollen Quellen

Das vorliegende Werk wurde sorgfältig erarbeitet. Dennoch übernehmen Autoren und Verlag für die Richtigkeit von Angaben, Hinweisen, Links und Ratschlägen sowie eventuelle Druckfehler keine Haftung.

Das Buch bei GRIN: https://www.grin.com/document/1172586

Einsendeaufgabe: Alternative C

Verschiedene Perspektiven und Handlungsfelder der Prävention

- universell
- individuell
- institutionell

Eingesandt: 21.12.21

SRH Fernhochschule Riedlingen

Modul: Handlungsfelder der Prävention

Studiengang: Prävention und Gesundheitspsychologie

Von: Louisa Papke

Inhaltsverzeichnis

Abkürzungsverzeichnis

BGM	Betriebliches Gesundheitsmanagement
w.z.B.	wie zum Beispiel
z.B.	zum Beispiel
bspw.	beispielsweise
WHO	Weltgesundheitsorganisation
Zshg.	Zusammenhang
Bsp.	Beispiel
sog.	sogenannten
Abb.	Abbildung
Lsg.	Lösung

Abbildungsverzeichnis

1 Aufgabe C1 Universelle Perspektive der Prävention

1.1 Aufgabenstellung

Im Folgendem werden die beiden Begriffe Persönlichkeit und Gesundheit näher erläutert, bevor in einem zweiten Schritt auf die Arten von Zusammenhängen dieser Aspekte eingegangen wird. Im nächsten Kapitel werden gesundheitsrelevante Persönlichkeitsmerkmale. in Verbindung zur Personalauswahl von Führungskräften verdeutlicht.

1.2 Kurze Darstellung der Begriffe Gesundheit und Persönlichkeit

Gesundheit: Von vielen Menschen wird Gesundheit als das Gegenteil von Krankheit verstanden. Die WHO geht jedoch darüber hinaus und definiert Gesundheit nicht allein mit der Vermeidung von Krankheit und der Verbesserung des Allgemeinzustandes, sondern mit dem vollständigen körperlichen, psychischen und sozialen Wohlbefinden.[1] Schwarz (2013) beschreibt die Gesundheit als einen Zustand, der lediglich eine punktuelle Momentaufnahme aus dem Ablauf eines dynamischen Geschehens ist.[2] Die Gesundheitspsychologie beschäftigt sich mit der Vorbeugung der Behandlung und Rehabilitationen von Krankheiten. Das biopsychosoziale Modell wird als Grundlage herangezogen, das davon ausgeht, dass die Konstrukte der körperlichen, sowie seelischen Gesundheit und die Lebensumwelt einer Person im Zshg. stehen.[3]

Persönlichkeit: Wie bei der Gesundheit gibt es auch für die Persönlichkeit unterschiedliche Definitionen, wovon keine allgemein anerkannt ist. Ein Bsp. für eine Erklärung des Begriffs „Persönlichkeit" liefert Pervin (1996): „Persönlichkeit ist die komplexe Organisation von Kognitionen, Emotionen und Verhalten, die dem Leben der Person eine Richtung gibt. Wie der Körper, so besteht auch die Persönlichkeit aus Strukturen und Prozessen und spiegelt ,,nature" (Gene) und , „nuture" (Erfahrung) wider. Darüber hinaus schließt Persönlichkeit die Auswirkungen der Vergangenheit, insbesondere Erinnerungen, wie auch die Konstruktionen der Gegenwart und Zukunft" ein.[4] Allgemein lässt sich daraus schlie-

---

[1] Vgl. Renneberg/Hammelstein 2006, S.8
[2] Vgl. Schwarz/Heimes/Beise 2013, S.416
[3] Vgl. Gerrig 2016, S.491
[4] Vgl. Perwin 1996, S.414

ßen, dass das Zusammenspiel und die Ausprägungen einzelner Persönlichkeitsmerkmale zentrale Aspekte darstellen. Im Folgendem wird auf die Arten von Zusammenhängen der Aspekte , „Persönlichkeit und Gesundheit" eingegangen.

1.3 Zusammenhänge zwischen der Persönlichkeit und Gesundheit

Die Persönlichkeit und die Gesundheit eines Menschen gehören unabdingbar zusammen und können sich auf verschiedenen Wegen begegnen. Bis zum heu-
tigen Zeitpunkt gibt es keinen dokumentierten Zshg. zwischen Persönlichkeit und
Krankheit. Persönlichkeitsanteile spielen aber eine ausschlaggebende Rolle für
die Entwicklung von Krankheiten. Denkprozesse können Krankheiten blockieren
oder in eine positive Richtung ziehen.[5] Von Suls und Rittenhouse (1995) sowie
von Smith und Willams (1992) wurden vier mögliche Modelle für den Zshg.
zwischen Persönlichkeit und Gesundheit bzw. Krankheit vorgeschlagen.

1.3.1 Kausale Zusammenhänge: Der erste Ansatz geht davon aus, dass Persönlichkeitseigenschaften als biologisch basierte individuelle Unterschiede verstanden werden, die eine kausale Rolle in Bezug auf Krankheit und Gesundheit
spielen. Demnach kann davon ausgegangen werden, dass die Entwicklung psychischer Erkrankungen direkt von der Persönlichkeit einer Person beeinflusst
wird.[6] Typ-A Persönlichkeiten sind z.B. einer doppelt so großen Gefahr ausge-
setzt, an koronaren Herzkrankheiten zu leiden. Dies bestätigte die Western Colla-
borative Group Study. Probanden, die in einem zuvor absolvierten Interview, als
Typ-A Persönlichkeit identifiziert wurden, hatten ein höheres Risiko, koronare
Herzerkrankungen zu bekommen. Ursächlich hierfür sind deren Persönlichkeitseigenschaften, w.z.B. erhöhter Stresskonsum, stark ausgeprägter Arbeitsein-
satz, Feindseligkeit und ein hoher Ehrgeiz.[7]

1.3.2 Korrelative Zusammenhänge: Die Modelle, die diese Art von Zusammenhängen untersuchen, gehen davon aus, dass die gleichen biologischen Ursachen sowohl für die Erkrankung, als auch für die Persönlichkeit verantwortlich
sind. Nach dieser Theorie würde dasselbe Gen, dass z.B. Bluthochdruck begün-
stigt, ebenso dazu führen, hitzköpfig zu sein.

---

[5] Vgl. Kreddig & Karimi 2013, S.137
[6] Vgl. Maltby/Day/Macaskill 2011, S.852
[7] Vgl. Rosenmar et al 1975,, zit. nach Maltby et 2011, S.858

1.3.3 Verhaltensweisen: Bei diesen Modellen werden die Verhaltensweisen als moderierende Variable beim Zshg. zwischen Persönlichkeit und Gesundheit beschrieben. Hierbei wird davon ausgegangen, dass bestimmte Verhaltensweisen von Personen z.b. in Form von erhöhtem Konsum von Alkohol, Drogen, rauchen oder eine ungesunde Ernährung, stets einen Einfluss auf die Gesundheit und das Erkrankungsrisiko haben können.[8] Diese genannten Verhaltensweisen zählen unteranderem zu den häufigsten Risikofaktoren im Jahr 2015.

1.3.4 Persönlichkeitsveränderung: Im vierten Modell von Smith und Williams sowie von Suls und Rittenhouse geht es um Persönlichkeitsveränderungen, die in Folge einer Erkrankung einen Zshg. zwischen Gesundheit und Persönlichkeit aufzeigen.[9] Durch Minderwertigkeitsgefühle bezüglich ihres Erscheinungsbildes, bei z.b. starker Akne oder Neurodermitis, kann ein Unwohlsein bei Betroffenen auftreten. Auf Grund ihrer Angst, vor der Reaktion Anderer und zum Schutz vor sich selbst, ziehen sie sich aus dem sozialen Umfeld zurück. Studien haben festgestellt, dass Menschen mit Akne auch häufiger an Depressionen leiden. An diesem Bsp. wird deutlich, dass akute gesundheitliche Krisen, meist Auslöser für eine psychische Erkrankung sind und mit akuten Krankheiten auch eine Persönlichkeitsveränderung einhergeht. Nachdem nun die Begriffe Gesundheit und Persönlichkeit dargestellt wurden und die unterschiedlichen Arten von Zusammenhängen zwischen den beiden Konstrukten, sowie beispielhafte Modelle aufgezeigt wurden, folgen nun Persönlichkeitsmerkmale. Bei ihnen wurde ein signifikanter Zshg. zur Gesundheit einer Person gefunden, die damit auch eine wichtige Rolle im beruflichen Kontext einnimmt.

1.4 Gesundheitsrelevante Persönlichkeitsmerkmale

Persönlichkeitsmerkmale, können sich einerseits förderlich und anderseits gefährdend auf die Gesundheit des Menschen auswirken. Diese Merkmale werden in der Wissenschaft als Schutz und Risikofaktoren bezeichnet. Weber (2005) unterscheidet bei den Persönlichkeitsmerkmalen, die sich als gesundheitsrelevant erwiesen haben, zwischen zwei Gruppen. Der erste Bereich umfasst kognitive Merkmale, die die Überzeugung und Erwartung einer Person betreffen. Darunter

---

[8] Vgl. Maltby/Day/Macaskill 2011. S.852
[9] Vgl. Becker 2014, S.26

fallen: Optimismus, Selbstwirksamkeitserwartung, Kohärenzsinn, Kontrollüber-zeugung, soziale wahrgenommene Unterstützung und Stressbewältigung. Zu dem zweiten Bereich gehören affektive Merkmale, die sich mit dem Erleben und der Regulation von Emotionen einer Person befassen. Hierzu zählen: Neuroti-zismus, Emotionsregulation, Feindseligkeit und Typ-A, Typ-B, Typ-C und Typ-D Verhaltensmuster.[10] Die beschriebenen Eigenschaften werden im Laufe des Le-bens entwickelt, können aber im hohen Alter verändert werden. Es folgt eine Aus-wahl gesundheitsrelevanter Persönlichkeitsmerkmale mit einer Erläuterung.

1.4.1 Kohärenzsinn: Der Kohärenzsinn ist ein wesentliches Persönlichkeits-merkmal, das sich aus den eigenen Widerstandsressourcen des Menschen´s unterschiedlich stark ausprägt und zu einer positiven Richtung des Gesundheits-Krankheits-Kontinuums führt.[11] Spezifischer unterteilt sich das Kohärenzgefühl in drei verschiedene Komponente: Verstehbarkeit, Handhabbarkeit und Sinnhaf-tigkeit. Bei dem Aspekt der Verstehbarkeit geht es darum, Ereignisse und Erleb-nisse des Lebens erklärbar und geordnet wahrzunehmen, damit kein negativer Stress entsteht. Das Gefühl der Handhabbarkeit bedeutet, dass man selbst dazu in der Lage ist, bestimmte Belastungen und Anforderungen zu bewältigen. Hier-bei handelt es sich um die emotional-kognitive Ebene.[12] Antonovsky dagegen bezieht sich bei der Sinnhaftigkeit darauf, dass jeder Mensch in seinem Tun einen Sinn erkennt und darauf vertrauen kann, dass die eigene Anstrengung nicht ohne Bedeutung ist.[13] Wenn man in allen Bereichen ein stark ausgeprägten SOC hat, wirkt sich dies nicht nur positiv auf die Aufrechterhaltung der Gesundheit aus, sondern verleiht den Menschen auch eine höhere Stressresistenz und eine bessere Stressbewältigung.[14] Die betriebliche Gesundheitsförderung bedient sich allen drei Komponenten im Rahmen der Führung und des Arbeitseinsatzes. Um die Sinnhaftigkeit der Mitarbeiter bspw. zu stärken, werden Führungskräfte auf-gerufen, Aufgaben einen Sinn zu verleihen und Mitarbeitern eine Wertschätzung für ihre Tätigkeit, aber auch für Sie als Mensch entgegen zu bringen. Alle drei Komponenten sind im Rahmen einer Führungsposition unabdingbar.

---

[10] Vgl. Weber 2005, S.527
[11] Vgl. Harbermann-Horstmeier 2017, S.19
[12] Vgl. Löhr 2016, S.89
[13] Vgl. BZgA 2020
[14] Vgl. Faltermaier 2005, S.164

1.4.2 Neurotizismus: Neurotizismus umfasst die generelle Neigung zu negativen Emotionen, wie bspw. Niedergeschlagenheit, Ängstlichkeit, Schuldgefühle, erhöhte Stressreagibilität und ein geringes Selbstwertgefühl. Diese Merkmale stehen im Zshg. mit der Abwesenheit von subjektiven Wohlbefinden.[15] Personen mit ausgeprägtem Neurotizismus berichten vermehrt von körperlichen Symptomen, auch wenn keine objektiven Befunde vorliegen.[16] Die genannten Merk-male des Neurotizismus deuten schlussfolgernd daraufhin, dass Neurotizismus kein hohes Anzeichen für eine Führungsqualität ist. Menschen mit ausgeprägtem Neurotizismus würden mit einer hohen Wahrscheinlichkeit nicht in den in den Job einer Führungsposition hineingelangen.

1.4.3 Optimismus: Der Optimismus beeinflusst die Gesundheit auf unterschiedliche Arten. Offensichtlich wenden Optimisten ein flexibles, situationsangemessenes Bewältigungsverhalten an. Der Optimismus spielt im Führungsverhalten eine wichtige Rolle. Ein Mitarbeiter mit optimistischen Zügen glaubt an seinen Erfolg und blickt zuversichtlich in die Zukunft.[17] Führungskräfte können den Optimismus der Mitarbeiter stärken, indem sie Mitarbeitern helfen, Misserfolge zu verarbeiten und eigene Stärken zu erkennen und zu entwickeln. Das Persönlichkeitsmerkmal kann auch gesundheitsschädigend wirken, da eine erhöhte Anstrengung zu einer körperlichen Stressreaktion führen kann.[18]

1.4.4 Feindseligkeit: Die Feindseligkeit zählt ebenfalls zu den Persönlichkeitsmerkmalen und gilt als schädlichstes Persönlichkeitsmerkmal im Modell des Typ-A-Verhaltensmusters. Es wird angenommen, dass die Feindseligkeit die Gesundheit aus physiologischen und psychischen Gründen beeinflusst. Die Feindseligkeit beeinflusst nicht nur den gesundheitlichen Aspekt, sondern zeigt sich auch als nicht förderlich im beruflichen Bereich. Ein feindseliges = dunkles Führungsverhalten führt, zum Verzicht von sozialer Unterstützung und kann bei Mitarbeitern ein kontraproduktives Verhalten auslösen und deren Wohlbefinden beeinträchtigen.[19]

1.4.5 Selbstwirksamkeitserwartung: Unter Selbstwirksamkeitserwartung wird

---

[15] Vgl. Faltermaier 2005, S.120
[16] Vgl. Weber/Vollmann 2005, S.529
[17] Vgl. Detego 2021
[18] Vgl. Segerstrom et al 2004, zit. nach Astrid/ Lasse 2007, S.55
[19] Vgl. Gerrig 2016, S.498

verstanden, dass Personen mit ihrem eigenen Vertrauen und eigener Überzeugung in der Lage sind, schwierige Situationen mit den eigenen Kompetenzen zu bewältigen. Menschen mit hoher Selbstwirksamkeitserwartung haben hohe Ansprüche an sich selbst und suchen gezielt nach anspruchsvollen und schwierigen Herausforderungen im Leben.[20] Gleichzeitig hat die Selbstwirksamkeit durch den verbreiteten Mechanismus der Handlungsbereitschaft eine zentrale Bedeutung für eine Führungspersönlichkeit und auch der Mitarbeiter. Führungskräfte können die Selbstwirksamkeit ihrer Mitarbeiter füllen, indem sie den Mitarbeitern Vertrauen in deren Können signalisieren und rasches, positives Feedback bei angemessenen Situationen geben.[21]

Das Gesamtbild der Persönlichkeit eines Menschen setzt sich aus vielen kleinen Bausteinen und Ausprägungen in verschiedenen Merkmalen zusammen, so dass jeder Mensch einzigartig ist. Ungeachtet davon, wird bei Menschen versucht, Persönlichkeitseigenschaften in Modelle und Kategorien einzuordnen, um Vorhersagen über ihr Handeln z.B. in der Personalauswahl oder Personalentwicklung treffen zu können. Ein besonders bewährtes Modell, welches sich hierfür eignet, ist das Big Five Modell nach Costa und McCrae, auf das im Anschluss kurz eingegangen wird.

1.5 Das Big Five Modell nach Costa und McCrae

Das Big Five Modell nach Costa und McCrae zählt zu den wichtigsten und bekanntesten psychologischen Instrumenten. Dieses Modell geht davon aus, dass es fünf Grunddimensionen der Persönlichkeit gibt, die ausreichen, um Unterschiede zwischen den Menschen zutreffend zu beschreiben. Dazu zählen: **Neurotizismus** (negative Emotionalität) versus Belastbarkeit, **Offenheit** (Beweglichkeit, Neugier, wissbegierig, vielfältige Interessen) versus Konservatismus (Beharrlichkeit, Unbeweglichkeit, Tradition) **Extraversion** versus Introversion **Verträglichkeit** (Anpassung, Kooperativ, mitfühlend) versus Konkurrenz und **Gewissenhaftigkeit** versus Nachlässigkeit (Lockerheit)

Jedes Merkmal hat einen entsprechenden Gegenpol, so dass eine Skala zweier Extremer entsteht. Mit Hilfe von Fragebögen wird eine Person eingeordnet und

---

[20] Vgl. Gerrig 2016, S.530
[21] Vgl. Reusche 2019

so die Ausprägung jeder Skala ermittelt. Aus diesen Fragebögen ergibt sich bei der Auswertung ein Wert, der irgendwo innerhalb des Kontinuums zwischen zwei Polen einer Skala angesiedelt ist. Dieser Wert zeigt an, wie stark das gemessene Eigenschaftskonstrukt ungefähr ausgeprägt ist.[22] Mit Hilfe der Persönlichkeitstests des Big Five Modells können Arbeitgeber einen besseren Einblick über die Persönlichkeit des Bewerbers gewinnen. Bspw. eignen sich die Big Five für die Auswahl geeigneter Führungskräfte, da dort gewöhnlich weitaus höhere Eigenschaften w.z.b. emotionale Belastbarkeit und Offenheit vorliegen müssen.

Entscheidend ist, dass die Persönlichkeitsstruktur und die Tätigkeit einer Person mit den Rahmenbedingungen zueinander passen müssen. Passen diese beiden Punkte nicht zusammen, kann es sich auf das jeweilige Wohlbefinden bis hin zu schweren Konflikten auswirken. Im Bereich des Personalmanagements ist es daher empfehlenswert, einen Abgleich in Bezug auf Tätigkeiten und Persönlichkeitsmerkmalen im Unternehmen durchzuführen, um ggf. Anpassungen bzw. Änderungen vorzunehmen. Für den gesamten Unternehmensbereich einer Firma bietet sich das BGM an, da es mit präventiven Maßnahmen w.z.b. Stressmanagement, Schulungen und Vermittlung von Gesundheitsthemen zum Wohlbefinden, zur Zufriedenheit und zum Optimismus von Mitarbeiten beitragen kann.[23]

2 Aufgabe C2 Individuelle Perspektive der Prävention

2.1 Aufgabenstellung

Wenn erfragt wird, was die Menschen sich am meisten wünschen, steht die Gesundheit an oberster Stelle. Die derzeitige Corona Pandemie trägt jedoch nicht zur Erreichung des Zieles bei und beeinflusst das psychische sowie das physische Wohlbefinden erheblich. Somit steigen die Belastungen der Patienten und Gesundheitscoachs. Um ein besseres Verständnis für den Persönlichkeits-, Gesundheitscoachs sowie dem gesundheitsbezogenen Coaching im Allgemeinen zu entwickeln, werden die Aufgaben und Kompetenzen der jeweiligen Coaching Prozesse erläutert, bevor in einem nächsten Schritt anhand eines Bsp.´s auf das Berufsbild des Patienten- und Gesundheitscoachs eingegangen wird und

---

[22] Vgl. Walter 2006, S.113
[23] Vgl. Pundt/Scherenberg 2016, S.83

mögliche Systempartner und deren Aufgaben näher beschrieben werden.

2.2 Aufgaben und Kompetenzen des Patienten-/ Gesundheitscoaching

Das gesundheitsbezogene Coaching ist eine nicht medizinische Leistung, bei der die Entwicklung eigener Lösungen bspw. betreffend auf die logistische Versorgung, der Angebotsfindung, Prozessorientierung sowie des Zeitmanagements und der regionalen Besonderheiten in einem strukturierten Gespräch erarbeitet werden. Dabei gilt der Coach als „Trainer" und „Begleiter", um den Klienten zu unterstützen, eigene Ziele zu setzen und eine realistische Planung umzusetzen. Das Coaching umfasst den beruflichen und privaten Bereich und bindet das soziale Umfeld mit ein. Der Begriff , „Coach" wird als Sammelbegriff für unterschiedliche Beratungsmethoden verwendet, wozu auch das Patienten-und Gesundheitscoaching gehören. Werden beide getrennt voneinander betrachtet, so setzt das Patientencoaching den Fokus auf die medizinischen Leistungsaspekte und die Kompetenzen des Coaches auf ein fundiertes Wissen über Krankheiten. Das Gesundheitscoaching dagegen, setzt sich mit Aspekten der Bewegung, Ernährung, Entspannung, Stressbewältigung, Work-Life-Balance, Förderung des gesundheitsorientierten Lebens, Umgang mit Belastungen sowie gesundheitlichen Risiken und Einschränkungen und der Gestaltung der Übergänge von Lebensabschnitten auseinander. Ursächlich für die unterschiedlichen Spezialisierungen beider Bereiche, ist die unterschiedliche Arbeit. Das Patientencoaching beschäftigt sich ausschliesslich mit erkrankten Klienten, umfasst aber auch präventive Maßnahmen, indem zusätzliche Krankheiten hinausgeschoben oder im besten Falle vermieden werden. Das Gesundheitscoaching hingegen ist eine primär präventive Dienstleistung, die mit den Aufgabengebieten des Patientencoaching ineinander übergeht. Hier wird im Vorfeld einer Krankheit, dem Patienten eine Hilfestellung gegeben, um gesunde oder gefährdete Personen bei der Erhaltung ihrer Gesundheit mit entsprechenden Verhaltensänderungen zu unterstützen.[24]

2.3 Ein selbstkonstruierter Coaching-Prozess eines Gesundheitscoachs

In dem folgenden selbstkonstruierten Bsp. handelt sich um einen 30jährigen verheirateten Familienvater und Leistungssportler, der vor 5 Monaten an Covid 19

---

[24] Vgl. Meyer-Lutterloh 2011, S.31

erkrankt ist. Seit klein auf begleitet ihn der Leistungssport, den er auch beruflich ausübt. Die Long Covid Folgen, in seinem Fall Müdigkeit, dauerhafte Erschöpfung, Belastbarkeit, Atembeschwerden, Magen-/Darm Beschwerden, sowie ein instabiles Immunsystem, führten zu Einschränkungen in seinem gesamten Alltag, wodurch es zu depressiven Verstimmungen kam. Die zunehmenden krankheitsbedingten Fehltage und Einschränkungen seiner körperlichen Leistung wirken sich beeinträchtigend auf seine berufliche Zukunft aus. Diese Situation belastet den 30jährigen Familienvater sehr stark. Folglich zieht er sich immer mehr in eine soziale Isolation und einen ungesunden, bewegungsarmen Lebensstil zurück. Seine depressive Gemütslage führt zu schwankenden Stimmungen, wie Reizbarkeit und Wut, innerhalb der Partnerschaft. Vor der Corona Infektion beschreibt er sich als einen lebensfrohen, zielstrebigen, optimistischen Menschen mit einem starken Immunsystem. Besonders in den letzten Wochen stellte der bisherige Leistungssportler ein instabiles Allgemeinbefinden fest.

Nach einem intensiven Gespräch mit einem befreundeten Sportler entschied der 30jährige sich, sich an einen Coach zu wenden, um sich Hilfe zu holen. In diesem Fall, würde der Coach in einem ersten Schritt mit dem Klienten in die Vorbereitungsphase gehen, in der das Kennenlernen und Beschließen eines gemeinsamen Weges stattfindet. Hierbei stehen die Akzeptanz und das Vertrauen zueinander im Vordergrund. Im Bsp. erhält der Coach die oben genannten Informationen vom Klienten selbst und zum anderen durch einen Austausch mit den bereits vorhandenen Systempartner und Beteiligten: die **Ehefrau**, die sich bereits aufgrund des schlechten Allgemeinzustandes ihres Mannes, mit dem Hausarzt in Verbindung gesetzt hat, dem **Hausarzt**, den der Mann mit Hilfe seiner Ehefrau aufgrund seines schlechten Allgemeinzustandes aufsuchte und der **Psychiater**, zu welchem der Hausarzt den Mann aufgrund der depressiven Verstimmungen verwies. Hierbei kommt es zu einer ersten Einschätzung des Coaches. In der zweiten Phase, der sog. Informationsphase, kommt es gemeinsam mit dem Klienten zu einer Bestandsaufnahme, die als Beschreibung der Ausgangssituation für Entschlüsse der Klienten dienen kann. Zudem liefert der Coach mit Hilfe des Klienten wichtige Informationen zum möglichen Gesundheitsverlauf. In diesem Fall würde der Coach mit dem Mann die möglichen Folgen seiner depressiven Gemütslage, seinem ungesunden und bewegungsarmen Lebensstil besprechen, sowie die Auswirkungen seiner Reizbarkeit und Wut innerhalb des Familienlebens und seiner sozialen Isolation verdeutlichen. Zudem erläutert der Coach im gemeinsamen Gespräch, mögliche Folgeerkrankungen im Hinblick auf seine Situation. Der Fokus bei der Informationsphase liegt auf der Introspektion, was bedeutet, dass der Klient die Sicht auf sich selbst, seine Motivation, Bedürfnisse, Motive und Interessen äußert. Der Klient soll seine Wünsche und Interessen formulieren, Ziele setzen und anschließend die zu trainierenden Fähigkeiten definieren.[25] Der 30jährige Familienvater beschreibt seine Situation und definiert sich folgende Ziele: Zeit mit seiner Familie und dem Freundeskreis verbringen, wieder mit Sport zu beginnen, eine Reduzierung seiner häufig auftretenden Stimmungsschwankungen, sowie eine Verbesserung seiner Atem-und Magen-/Darm Beschwerden. Weiterhin führt der Coach den Klienten zu den Punkten einer gesundheitsbewussteren Ernährung und regelmäßigen Sport in bspw. Form von täglichen Spaziergängen. Im Anschluss vergibt der Klient jedem Ziel einen Rang, so dass sich eine Liste ergibt, bei der die genannten Ziele aufgereiht werden. Gemeinsam werden mögliche Risiken erörtert, wie diesen begegnet werden kann und welche Hilfsmittel der Klient benötigt, um den erarbeiteten Plan umsetzen zu können. Der 30jährige meint, dass er sich mit seiner Frau über seine Ziele austauschen möchte und er sie bittet, ihn regelmäßig an seine Ziele und seine Vorhaben zu erinnern. Seine Ziele hat er sich im Vorwege an einen gut sichtbaren Platz dokumentiert. Des Weiteren hat er sich vorgenommen einen persönlichen Tagesmotivationsplaner zu führen, indem er seine täglichen Taten und Erfolge dokumentiert. Sein Ziel ist, in 8 Wochen wieder an seinem früheren Training, ohne Unterbrechungen durch körperliche Schwäche, teilzunehmen. Mit dem Coach wird vereinbart, dass bei Niederschlägen zeitnah gemeinsam Termine gefunden werden, um zu schauen, welche Situation ihn in seinem Vorhaben blockiert. Bevor der nächste Schritt in die Umsetzungsbegleitung gemacht werden kann, braucht es die Klarheit des Klienten bezüglich der Ziele, die einen Entschluss zum Handeln begründen.[26] Im aufgezeigten Bsp. notiert der Mann mit seinem Coach jegliche Gründe, warum er welchen Punkt auf seiner Liste umsetzen möchte. Bspw. möchte er Zeit mit seiner Familie und seinem Freundes-

---

[25] Vgl. Bareiß/Meister/Merk 2016, S.42
[26] Vgl. Meyer-Lutterloh 2011, S.79

kreis verbringen, um aus der sozialen Isolation herauszukommen und wieder Spaß und Abwechslung im Alltag erleben zu können. Weiterhin möchte er wieder sportlich aktiv werden, um sein Immunsystem zu stärken und körperlich fit für den Alltag und den Wiedereinstieg in den Beruf zu werden. Seine depressive Gemütslage und Stimmungsschwankungen wie Reizbarkeit und Wut möchte er in den Griff bekommen, damit keine wiederholten Streit-und Stresssituationen bei ihm selbst und innerhalb der Partnerschaft auftreten und es wohlmöglich zu einer Trennung kommt. Damit er beim sportlichen Training sich der Ausdauer wieder widmen kann, möchte er, dass es zu einer Verbesserung der Funktionstüchtigkeit seiner Atmung kommt. Zuletzt meint der 30jährige, dass durch sein ungesundes Essverhalten seine häufig auftretenden Magen/Darm Beschwerden ausgelöst sein könnten. Der Coach ergänzt hierzu noch, dass seine geschilderte Müdigkeit, dauerhafte Erschöpfung und sein instabiles Immunsystem, auch Folgeerscheinungen einer ungesunden Ernährungsweise sein könnten. Diese Vermutung teilt auch der 30jährige. Daher ist sein Ziel die gesunde Lebensweise wieder anzustreben, um den Alltag beschwerdefrei zu meistern.

Anschließend geht es darum, passende Behandlungsmethoden und Angebote zu finden, damit die Ziele auch erreicht werden können. Diese Phase beschreibt die Umsetzungsbegleitung. Das bedeutet, dass in einem ersten Schritt die gefundenen Möglichkeiten begutachtet und besprochen werden. Die Möglichkeiten die vom Klienten und dem Coach als sinnvoll und gut angesehen sind, werden im Umsetzungsplan miteinbezogen.[27] Im Leben des 30jährigen Familienvaters spiedabei unterschiedliche Systempartner eine wichtige Rolle. Zum Teil bestehen bereits Beziehungen, zum Teil gibt es Ideen, neue Professionelle dazu zuziehen. Der Mann schlägt vor, sich mit seinem bereits vorhandenen **Psychiater** zusammen zu setzen und ihn zu fragen, ob er ihn **ein/e Psychologe*in** empfehlen kann. Dieser könnte mit speziellen Methoden und Interventionstechniken w.z.B psychologischen Tests, an seinem seelischen Wohlbefinden auf Grund seiner depressiven Gemütslage arbeiten.[28] Der Psychiater dagegen könnte auch einschätzen, ob eine medikamentöse Einstellung angebracht wäre oder gar ein Aufenthalt in der Klinik ratsam wäre. Dabei wird auf die Kompetenzen des

---

[27] Vgl. Bareiß/Meister/Merk 2016, S.45
[28] Vgl. Jobted 2021

Psychiaters vertraut. Zudem könnte es sein, dass der Psychologe ihn an eine Beratungsstelle mit dem Schwerpunkt **Paartherapie** verweist, denn eine dauerhafte stressende Interaktion mit dem Partner, führt nachweislich zu einer psychologischen Auffälligkeit in der hormonellen Stressreaktion. Der Paartherapeut hört sich dabei alle Probleme und Konflikte des Paares an, um die auslösenden Faktoren, die zu den Konflikten führen, mit verschiedenen Methoden gemeinsam mit dem Paar lösen zu können. Dabei ergreift der Therapeut für keine Seite Partei, sondern versucht, die beiden Partner zu einer offenen und wertschätzenden Kommunikation zurückzuführen. Außerdem steht auch der Besuch des **Hausarztes** auf der Liste, der nach Einschätzung des Allgemeinzustandes entscheiden kann, ihm zum Lungenfacharzt ,,**Pulmologe**" und zum Facharzt für Magen/Darm Beschwerden „**Gastroenterologe**" zu überweisen. Dabei können mögliche organische Befunde ausgeschlossen werden. Der Pulmologe befasst sich mit der Vorbeugung und Erkennung möglicher Krankheiten, w.z.B. der Lunge und der Bronchien bezüglich seiner Atembeschwerden.[29] Zusätzlich kennt der Pulmologe sich mit vielen Lungenproblemen als Folgeerscheinung von Covid 19 aus und kann verschiedene Verlaufskontrollen durchführen. Der Gastroenterologe beschäftigt sich dagegen mit Erkrankungen des Magen-Darm-Traktes, der Leber und der zum Verdauungstrakt gehörenden Hormondrüsen wie der Bauchspeicheldrüsen und könnte somit mögliche Ursachen für seine Magen/Darm Beschwerden finden.[30] Zusätzlich empfiehlt der Coach sich mit den Befunden des Gastroenterologen an einen **Ernährungsberater** zu wenden. Dieser könnte ihn dazu motivieren, seine Ernährung umzustellen und ein für ihn zugeschnittenen Ernährungsplan erstellen. Dabei wird die spezifische ausgearbeitete Zielsetzung mit dem Ernährungsberater w.z.B. eine Verbesserung seiner Sportleistung, Stärkung des Immunsystems, mit der Beachtung ärztlicher Vorschriften einbezogen. Mit einem Blutbild, welches vom Hausarzt durchgeführte wurde, könnte der Ernährungsberater zudem Mangelerscheinungen erkennen. Während des Gespräches kam dem Mann die Idee, dass ein/e Fitnesstrainer*in ihn mit einem individuellen, auf ihn zugeschnittenen Trainingsplan, auf dem Weg der persönlichen Fitness begleiten und motivieren wird. Schließlich wird vom Coach

---

[29] Vgl. Net Doktor 2019
[30] Vgl. Dr.rer.medic Stephan, 2021

empfohlen, sich an die **Krankenkasse** zu wenden, um zu erfragen, ob es eine Bezuschussung der Kosten für das Training im Fitnessstudio geben würde.

Zum Abschluss findet ein reflektierendes Gespräch über den Verlauf und die Umsetzung der gesteckten Ziele, zwischen dem Klient und dem Coach statt. Zusätzlich gab der Coach den Hinweis, dass er sich bei auftretenden Fragen oder Anliegen gerne an ihn wenden kann.

3 Institutionelle Perspektive der Prävention

3.1 Aufgabenstellung

Im letzten Kapitel dieser Einsendeaufgabe wird das transaktionale Stresskonzept von Lazarus (1974), einschließlich Coping Strategien, näher erläutert und im Anschluss auf entstehende Fragen bezüglich des Modell´s eingegangen. Vorerst wird der Begriff „Stress" genauer definiert und mögliche Stressoren dargestellt.

3.2 Definition von Stress und Darstellung möglicher Stressoren

Je nachdem welcher Lebensbereich beschrieben und welcher Aspekt erforscht wird, finden sich in der Literatur unter dem Begriff „Stress" (lat. „stringere"= zusammenziehen) unterschiedliche Definitionen. Lazarus und Folkmann definierten im Jahr 1984 Stress als ,,(…) a particular relationship between the person and the environment that is appraised by the person as taxing or exceeding his or her resources and endangering his or her well-being." [31] Die Stressforschung von Lazarus und Folkmann ist bekannt für die sogenannte „kognitive Wende ". Hierbei wird Stress als ein Prozessvorgang beschrieben, der Ablauf dargestellt und sich mit der Bewältigung von Stress auseinandergesetzt.[32] Zusammenfassend kann gesagt werden, dass Stress den Vorgang der Beziehung zwischen einer Person und seiner Umwelt beschreibt.

Auslösende Faktoren die zur Entstehung von Stress beitragen, sind die sogenannten Stressoren. In der Psychologie werden Stressoren als Faktoren bezeichnet, die Personen in eine erhöhte Alarmbereitschaft versetzen und dadurch Stress, als eine Empfindung, auslösen können.

---

[31] Vgl. Lazarus/Folkmann 1984
[32] Vgl. Reif/Spieß/Stadler 2018, S.44

Mögliche auslösende Stressoren sind:

- Alltagsbelastung
- Physikalisch-sensorische Reize (Lärm, Monotonie)
- Leistungsstressoren (Über-/Unterforderung)
- Sozioökonomische Stressoren (niedriger Einkommen, Armut)
- Belastende Ereignisse (Verlust von Bezugspersonen, Scheidung)
- Psychosoziale Stressoren (niedrige Selbstachtung, Unsicherheit)
- Biografische Übergänge im Lebenslauf mit Krisenpotenzial (Pubertät)
- Körperliche Reize (Schmerz, Hunger)
- Chronische Spannungen/Belastungen (Rollenkonflikte, dauerhafte Überlastung, langandauernde Krankheit)[33]

Im Folgendem wird das transaktionelle Stresskonzept nach Lazarus erläutert. Zur Verständlichkeit ist dieses Modells abgebildet.

3.3 Das transaktionale Stresskonzept nach Lazarus (1974)

Diese Abbildung wurde aus urheberrechtlichen Gründen von der Redaktion entfernt.

Abb. 1: Transaktionales Stressmodell nach Lazarus

Quelle: https://images.app.goo.gl/xhjsPUEbJzUTz5Se6

---

[33] Vgl. Steinmann 2005, S.43

Das transaktionale Stresskonzept nach Lazarus (1974) sieht Stresssituation als komplexe und dynamische Wechselwirkungsprozesse zwischen den Anforderungen der Situation und der handelnden Person. Das transaktionale Stressmodell von Lazarus beginnt bei dem Faktor Umwelt und den Reizen bzw. Stressoren, die diese abwirft. Anschließend folgt die primäre Bewertung und damit die Interpretation des Stressors. Die Bewertung bezieht sich auf die Bedeutung der Ereignisse in Hinblick auf das Wohlbefinden einer Person und wird entweder als positiv, gefährlich oder als irrelevant be-zeichnet. Ausgehend von dieser Bewertung kann dementsprechend ein erster Spannungszustand folgen.

Im Rahmen der sekundären Bewertung wird der Stressor mit den zur Verfügung stehenden Ressourcen auf eine Ebene gesetzt. Bei den Ressourcen wird zwischen situationsbezogenen Ressourcen und personenbezogenen Ressourcen unterschieden. Zu den situationsbezogenen Ressourcen zählen z.B. Handlungsspielräume, emotionaler Beistand von anderen Personen sowie sozial/materielle Unterstützung. Zu den personenbezogenen Ressourcen gehören dagegen der eigene Gesundheitszustand, Persönlichkeitsmerkmale, Qualifikationen, Selbstwirksamkeitserwartung und die eigene Resilienz.[34] Dabei findet eine Analyse der zur Verfügung stehenden Ressourcen statt, um zu erkennen, ob die potenziellen Ressourcen ausreichen, den Stress ohne Schaden am eigenen Wohlbefinden zu bewältigen.[35] Nach Lazarus ist dafür ausschlaggebend, ob ein Stressor als negativ bedrohend oder als positiv herausfordernd interpretiert wird.[36] Die Wissenschaft spricht hierbei von Distress, der sich auf die psychische sowie physische Gesundheit destruktiv auswirkt und Eustress ein herausfordernder zu Höchstleistung anspornender Stress.[37] Wenn die im Vorhinein genannten Ressourcen nur mangelhaft in Erscheinung treten, entsteht aus dem vorangegangen ersten Spannungszustand in weiterer Folge Stress und es folgt die Anwendung einer oder mehrerer bestimmter Copingstrategien.

Unter Coping wird der Prozess der Bewältigung von externen und internen Anforderungen (den Stressoren) verstanden. Diese Stressoren werden als ressour-

---

[34] Vgl. Udris/Frese 1999, S.433
[35] Vgl. Academy of Sports GmbH 2021
[36] Vgl. Faltermaier 2005, S.77
[37] Vgl. doccheck GmbH 2021

cenübersteigend und gefährlich empfunden (negativer Stress=Dis-Stress).[38] Die Coping-Strategien können sich dabei zwischen problembezogenem Coping (auch instrumentelle Stressbewältigung genannt) und emotionsbezogenes Coping (auch kognitive Stressbewältigung genannt) unterscheiden. Das Ziel der Strategien ist es, mögliche Schäden im Vorhinein zu verhindern, dass innere Wohlbefinden nach einem erlittenen Schaden zurückzugewinnen und emotionale Belastungen abzubauen.

Beim problembezogenen Coping versucht die Person die Situation zu verändern, aus der die ressourcenüberschreitenden Anforderungen entstehen. Die Person bemerkt die Ursachen einer Stresssituation und strebt Veränderungen auf der Person-Umwelt-Beziehung an, um die Bedrohung zu stoppen. Ein konkretes Bsp. könnte sein, dass eine Mitarbeiterin mit Familie ihre Samstagsschicht tauschen möchte, um persönliche Stressfaktoren zu reduzieren und ihre Priorität wieder auf die Familie zu legen. Um nach einer möglichen Lösung zu suchen, bspw. das Tauschen der Arbeitsschicht oder der 14-tätige Wechsel mit einer weiteren Kollegin, sucht sie ein Gespräch mit ihrem Vorgesetzten. Durch eine potenziell entstehende Lsg. würde die Mitarbeiterin, aufkommende Fehltage und das eigene Unbehagen vermeiden sowie das Familienleben und den Beruf wieder positiv gemanagt bekommen.

Emotionsbezogenes Coping dagegen betrifft die Emotionsebene einer Person. Dabei versucht die Person eigene Gefühle zu regulieren, die durch einen Stressor entstanden sind oder entstehen können. Hierbei wären mögliche Abwehrmechanismen, Verdrängung, Vermeidung oder Distanzierung zur entstandenen Bedrohung. Ein Bsp. für emotionsbezogenes Coping könnte das Verdrängen von Trauer und dazugehörigen Gefühlen von einer Trennung sein. Dieser Abwehrmechanismus kann der Person dabei helfen, andere Bewältigungsressourcen zu aktivieren und das eigene Leben in bisheriger Gewohnheit mit bspw. Versorgung der Kinder weiter zu führen. In den ersten Momenten wäre diese Art des Copings vorteilhaft, da durch die kurzfriste Wirkung das eigene Wohlbefinden, sowie das der Kinder sichergestellt ist. Langfristig gesehen, könnte die Verdrängung der Trennungssituation notwendige Bewältigungsstrategien w.z.B. das Akzeptieren der Situation, die Verarbeitung der Trennung sowie die

---

[38] Vgl. Laux 2008, S. 224

Kommunikation über das Thema mit den Kindern verhindern. Dadurch kann die Gefahr entstehen, an psychosomatischen Folgen zu erkranken und Coping-strategien wie Alkohol und Medikamente zu konsumieren, umso das Gefühl von Trauer und Schmerz zu dämpfen. Das Bewältigungsverhalten einer Person ist bereichsspezifisch und vom jeweiligen Kontext, von der Art des Stressors und den Möglichkeiten zur Kontrolle abhängig. Der beste Effekt im Bereich des Co-pings kann laut Forschern dann erzielt werden, wenn Bewältigungsressourcen auf mehreren Ebenen, wie der körperlich-physischen, kognitiven, emotionalen und sozialen Ebene gewählt werden und ineinandergreifen.[39]

Im letzten Schritt des transaktionalen Stressmodells beschreibt Lazarus die so-genannte „Neubewertung". Diese dient dazu, dass die jeweilige Person die Situation neu bewerten kann und dadurch die zuvor getroffene Entscheidung abän-dern kann.[40] Im letzten Abschnitt dieser Einsendeaufgabe werden offene Fragen, an das erläuterte transaktionale Stressmodell nach Lazarus, gestellt.

3.4 Offene Fragen an das transaktionale Stressmodell nach Lazarus

Mögliche Fragestellungen könnten sich, in Bezug auf die genannten Bewälti-gungsstrategien ergeben. Eine Frage hierzu wäre, ob ein Zshg. zwischen der Persönlichkeit und den Bewältigungsstrategien w.z.B. in Stress-Situationen gegeben ist bzw. ob Persönlichkeitsmerkmale, die Bewältigungsstrategien einer Person in einer bestimmten Situation vorhersagen können. Im Übrigen bleibt offen, ob es Situationen gibt, in denen ein ineinandergreifender Übergang des problemorientierten und emotionsbezogenen Coping besteht, oder zwischen den beiden Konstrukten immer klare Grenzen gezogen werden.

---

[39] Vgl. Hurrelmann 2003, S.53
[40] Vgl. Reif et al 2018, S.44

Literaturverzeichnis

Academy of Sports. (2021). *Psychologische Stressmodell nach Lazarus.* Abgerufen am 17. 12. 2021 von https://www.academyofsports.de/de/lexikon/psychologische-stressmodell-nach-lazarus/

Bareiß, A., Meister, A., & Merk, J. (2016). *Individuelle Perspektive der Prävention 2. Aufl.* Studienbrief SRH Fernhochschule Riedlingen.

Becker, B. (2014). *Grundlagen der Differentiellen-und Persönlichkeitspsychologie.* Studienbrief SRH Fernhochschule Riedlingen.

Detego. (2021). *Führungsqualität: Die Kraft des Optimismus.* Abgerufen am 2. 12. 2021 von https://www.detego.eu/fuehrungsagilitaet-die-kraft-des-optimismus/

DocCheck. (2021). *Distress und Eustress.* Abgerufen am 17. 12. 2021 von https://www.doccheck.com/de/detail/articles/12247-distress-und-eustress

Faltermaier, T. (2005). *Gesundheitspsychologie.* Stuttgart: Kohlhammer.

Faltmaier, T. (2020). Bundeszentrale für gesundheitliche Aufklärung. *Salutogenese.* Abgerufen am 2. 12. 2021 von https://leitbegriffe.bzga.de/alphabetisches-verzeichnis/salutogenese/

Gerrig, R. (2016). *Psychologie. 20. Aufl.* Halbergmoos: Pearson.

Grossesblutbild.de Medizinwissen. (2021). *Was macht ein Gastroenterologe. Aufgaben der Gastroenterologie.* Abgerufen am 12. 12. 2021 von https://www.grossesblutbild.de/was-macht-ein-gastroenterologe.html

Harbermann-Horstmeier, L. (2017). *Gesundheitsförderung und Prävention.* Bern: Hogrefe .

Hurrelmann, K. (2003). *Gesundheitssoziologie. Eine Einführung in sozialwissenschaftliche Theorien von Krankheitsprävention und Gesundheitsförderung.* Weinheim: Juventa.

Jobted. (2021). *Was macht ein Psychologe: Beruf, Anforderungen und Karriere.* Abgerufen am 11. 12. 2021 von https://de.jobted.com/berufsbild/psychologe

Kreddig, N., & Karimi, Z. (2013). *Psychologie für Pflege und Gesundheitsmanagement .* Springer.

Laux, L. (2008). *Persönlichkeitspsychologie. Grundriss der Persönlichkeitspsychologie.* (Bd. 11). Stuttgart: Kohlhammer.

Lazarus, R., & Folkman, S. (1984). *Stress, appraisal and coping.* New York: Springer.

Löhr, A. (2016). *Seelische Gesundheit als Aufgabe der Erwachsenbildung ?* Köln.

Maltby, J., Day, L., & Macaskill, A. (2011). *Differentielle Psychologie, Persönlichkeit und Intelligenz 2.Aufl.* Pearson .

Meyer-Lutterloh, K., Weatherly, J., & Henke, A. (2011). *Patientencoaching* (Bd.1). Bonn: eRelation AG-Content in Health.

NetDoktor. (2019). *Pulmologie (Lungenheilkunde).* Abgerufen am 12. 12. 2021 von https://www.netdoktor.de/krankenhaus/pulmologie-lungenheilkunde-11221.html

Pervin, L. (1196). *The Science of Personality.* New York : Wiley.

Pundt, J., & Scherenberg, V. (2016). *Erfolgsfaktor Gesundheit in Unternehmen.* Bremen: Apollon.

Reif, J., Spieß, E., & Stadler, P. (2018). *Effektiver Umgang mit Stress. Gesundheitsmanagement im Beruf.* Berlin: Springer.

Renneberg, B., & Phillipp Hammelstein. (2006). *Gesundheitspsychologie. Mit 21 Tabellen.* Heildeberg: Springer.

Reusche, U. (2019). Business Wissen. *Positive Psychologie: Was Mitarbeiter wirklich motiviert.* Abgerufen am 3. 12. 2021 von https://www.business-wissen.de/artikel/positive-psychologie-was-mitarbeiter-wirklich-motiviert/

Schwarz, W., Beise, U., & Heimes, S. (2013). *Gesundheits und Krankenlehre 3. Aufl.* Berlin: Springer.

Segerstrom, S., Castaneda, J., & Spencer, T. (2004). *Optimism effects on cellular immunity: Testing affective and persistence models.*

Steinmann, R. (2005). *Psychische Gesundheit - Stress, wissenschaftliche Grundlagen für eine nationale Strategie zur Stressprävention und Förderung psychischer Gesundheit in der Schweiz.* (G. Schweiz, Hrsg.) Schweiz.

Udris I. , & Frese M. . (1999). *Belastung und Beanspruchung. Ein Lehrbuch.* Weinheim : Hrsg. Carl Graf Hoyos & Dieter Frey.

Wallter, S. (2006). *Persönlichkeitsmodelle und Persönlichkeitstest.* Salzland: Gabal.

Weber, H. (2005). *Handbuch der Persönlichkeitspsychologie und Differentiellen Psychologie.* Göttingen: Hogrefe.

Weber, H., & Manja , V. (2005). *Psychologie: Eine Einführung in ihre Grundlagen und Anwendungsfelder.* Stuttgart: Kohlhammer.

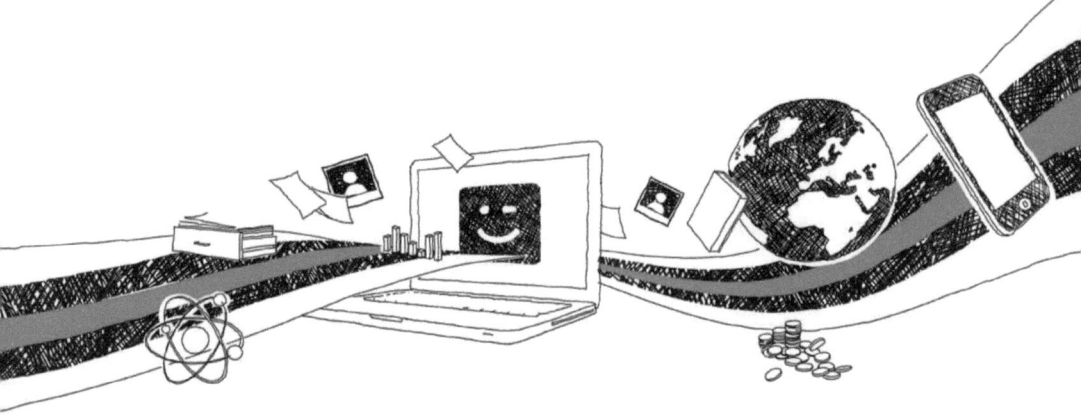
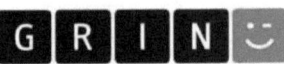